MÉMOIRE

SUR

LES CAUSES DE L'ÉPIDÉMIE

DE

FIÈVRE INTERMITTENTE

OBSERVÉE A AGEN EN 1845

ET SUR

LES MOYENS DE LA FAIRE CESSER

ET D'EN PRÉVENIR LE RETOUR ;

PAR

M. JULES DE BOURROUSSE LAFFORE,

Docteur en Médecine,

Sublatâ causâ, tollitur effectus.

Hippocrate.

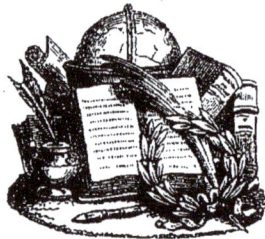

AGEN,

IMPRIMERIE DE P. NOUBEL.

——

1846.

MÉMOIRE

SUR LES CAUSES DE L'ÉPIDÉMIE

DE

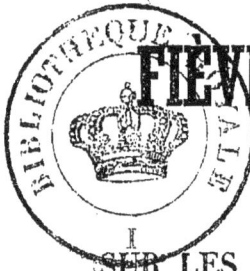

FIÈVRE INTERMITTENTE

OBSERVÉE A AGEN EN 1845

ET

SUR LES MOYENS DE LA FAIRE CESSER

ET D'EN PRÉVENIR LE RETOUR

PAR

M. JULES DE BOUROUSSE-LAFFORE

Docteur en Médecine, (¹)

La mission du médecin n'est pas bornée par le cercle étroit de l'intérêt individuel , elle est plus grande et plus honorable à la fois. En donnant des soins au malade qui l'a investi de sa confiance , le médecin ne remplit qu'une partie de la tâche que le devoir lui impose ; sentinelle vigi-

---

(1) J'ai rédigé ce mémoire en octobre dernier , pendant que l'épidémie était dans toute sa force ; je me proposais dès-lors de le faire connaître , mais les approches de l'hiver ayant (comme il était aisé de le prévoir) fait considérablement diminuer la fréquence et la gravité de la maladie, je renonçai momentanément à ce projet.

Je publie ce travail aujourd'hui que des cas de fièvre intermittente nombreux , quelques-uns fort graves , observés déjà cette année à Agen (bien que

1847

lante de la santé publique il paie avec plaisir sa part con-
tributive à la société. Quelque lieu qu'il habite, il se sert
du flambeau de l'hygiène pour éclairer le corps social sur
les dangers physiques qu'il court, laissant à d'autres le
soin de lui faire connaître les dangers moraux qu'il doit
éviter. S'il est heureux lorsque ses études de tous les ins-
tants lui procurent l'avantage d'être utile individuellement
à quelques-uns de ses frères, quel prix ne doit-il pas ajouter à améliorer le sort de tous ses concitoyens ! La gran-
deur du péril augmente en ce cas la douceur du succès.

Une épidémie, revêtant la forme de la fièvre intermittente à type peu régulier, exerce depuis quelques années
ses ravages le long de la vallée de la Garonne. Cette maladie dont la gravité va toujours croissant atteint tous les
ans un plus grand nombre de personnes et fait de plus
nombreuses victimes. Un tel état de choses doit éveiller la
sollicitude du médecin comme celle de l'autorité, et leur
faire rechercher à l'un et à l'autre les causes qui le
produisent ainsi que les moyens de le faire cesser. Je me
propose dans ce Mémoire de faire cette étude pour les communes d'Agen, de Boé et du Passage.

Dans ces trois communes, mais surtout en amont de
notre ville, dans la plaine qui s'étend des rochers à la Garonne, les cas de fièvre intermittente se sont multipliés
d'une manière frappante, principalement depuis trois ou
quatre ans; ils constituent une véritable épidémie devenue
endémique chez nous. Cette épidémie a acquis en 1845 une
intensité qu'on ne lui avait pas encore vue. Aucune autre

---

nous sortions à peine de l'hiver), nous montrent que nous aurons à subir en
1846 une épidémie de fièvre intermittente semblable à celle que nous avons
eue en 1845 et peut-être plus fâcheuse encore.

Mai 1846.   J. DE L.

depuis bien des années n'a atteint autant de personnes dans notre contrée. Les tempéraments faibles et ceux qui ont été affaiblis par des maladies antécédentes y·sont principalement exposés, et en éprouvent des effets fâcheux et durables s'ils ne sont promptement secourus.

Les cas de fièvre intermittente ne sont pas seulement plus nombreux que dans les années précédentes, ils sont aussi plus graves. A part quelques exemples à forme pernicieuse, les malades autrefois n'offraient après quatre ou cinq accès d'autres traces du mal qu'un changement dans la coloration du visage; aujourd'hui trois ou quatre accès produisent des altérations profondes qui donnent la mesure de la gravité de l'affection. Les forces des malades diminuent rapidement et ne reviennent qu'avec lenteur et beaucoup de difficulté, les traits sont notablement altérés, l'amaigrissement est prompt, la convalescence longue, la rechute presque certaine; aussi rien n'est-il plus fréquent que de voir dans les environs d'Agen de pauvres malheureux, atteints pour la cinquième ou la sixième fois depuis le mois de juin, lutter faibles et décolorés contre la mort qu'ils voient à leur porte. Celui de la famille qui peut encore se tenir debout est pour la journée le garde-malade de la communauté, à laquelle il demande des soins le lendemain. L'intelligence des malades diminue d'une manière remarquable après quelques accès.

De nombreux ouvriers, des familles entières sont mis dans l'impossibilité absolue de se procurer pendant la belle saison, qui est celle du pauvre, les moyens d'avoir le pain qui doit les nourrir aux mauvais jours; ainsi la maladie qui envahit la demeure de l'ouvrier pendant les chaleurs de l'été, en sort aux approches des rigueurs de l'hiver laissant après elle la misère.

En présence de cette calamité publique qui m'a paru digne de la plus sérieuse attention, j'ai cru devoir rechercher d'abord les *causes* de l'épidémie régnante, ensuite les *moyens* de la faire cesser et d'en prévenir le retour. Ce sont les résultats de ces recherches que je viens soumettre à l'attentif examen des esprits réfléchis.

RECHERCHE

DES CAUSES DE L'ÉPIDÉMIE DE FIÈVRE INTERMITTENTE.

Une nappe d'eau existe dans toute la plaine, en amont d'Agen, à quatre ou cinq mètres de profondeur ; elle se dirige des coteaux qui bornent la plaine vers la Garonne, c'est-à-dire à peu près du nord au sud. Les hommes qui creusent des puits voient le gravier entraîné par le courant dans cette direction ; de plus, les sources coulent dans le même sens ; ainsi, le fait est positif.

Tous les puits de cette contrée sont alimentés par cette eau ; pour arriver jusqu'à elle, il faut traverser : 1° une couche de terre végétale variant de puissance d'un à deux mètres, suivant les lieux ; 2" un banc de sable dont l'épaisseur est, dans certains points, de 1 mètre 50, et dans d'autres, de 50 centimètres seulement ; 3° un banc de gravier ou de cailloux reposant lui-même sur un banc de tuf. La nappe d'eau court à travers le banc de cailloux.

Voilà les faits connus depuis longtemps ; ceux que j'ai à raconter maintenant le sont moins ou plutôt ne le sont pas pour la plupart ; ils ont cependant une importance immense pour la question qui nous occupe, et me paraissent être la principale cause de l'épidémie que nous avons à combattre. — En voici quelques-uns :

1° Le niveau des eaux, dans les puits de la plaine, varie suivant les saisons de l'année ;

2° Il n'est pas le même en 1845 qu'il y a dix, quinze ou vingt ans;

3° Il s'est élevé progressivement, principalement depuis quatre ou cinq ans ;

4° Il est plus élevé, qu'il y a dix ou quinze ans, de 1 mètre à 1 mètre 30.

Avant de passer à de nouveaux faits, commençons par constater l'exactitude de ceux que je viens d'avancer dans les quatre propositions qui précèdent; j'en rechercherai plus loin la cause ; et, après en avoir étudié les résultats, je tâcherai d'indiquer les moyens d'y remédier.

J'ai dit que dans la plaine, en amont d'Agen, le niveau des eaux variait dans le même puits suivant les saisons. Ce fait, généralement connu des habitants de la contrée, est très-facile à vérifier en mesurant à diverses époques de l'année la hauteur à laquelle ce niveau s'élève. Il est, du reste, évident pour tous que les eaux seront plus ou moins hautes, suivant qu'il y aura ou non des débordements, soit de la Garonne, soit des ruisseaux qui traversent la plaine; suivant qu'il y aura des pluies abondantes ou une longue sécheresse. Il est donc inutile de s'appesantir sur des vérités paraissant hors de contestation ; — passons à celles qui semblent moins faciles à démontrer.

On trouve la preuve des 2me, 3me, et 4me propositions dans les observations suivantes :

1re *Preuve*. — Les puits creusés avant 1835, et ayant

à cette époque 60 centimètres à 1 mètre d'eau, en ont en 1845 1 mètre 60 à 2 mètres 20, ce qui donne une élévation de plus de 1 mètre, sans qu'on ait approfondi ou curé les puits. C'est ainsi à Lamothe-Autonne, à la tuilerie de Laguerre, à celle du sieur Basile, près l'hôpital, près la Porte-du-Pin, etc., etc.; c'est-à-dire, dans tous les points qui correspondent aux nouvelles berges de la Garonne, tandis que cela ne s'observe pas dans les autres parties de l'arrondissement d'Agen ; ce qui ne manquerait pas d'avoir lieu si l'élévation des eaux était due à des pluies tombées en plus grande abondance depuis quelques années.

2me *Preuve*. — En 1835, ceux qui creusaient des puits étaient obligés, pour aller jusqu'à l'eau, de traverser le banc de sable et d'arriver à celui de gravier ; en 1845, au contraire, ils ont dans les mêmes localités trouvé l'eau dans l'épaisseur même du banc de sable ; ces derniers puits sont en conséquence moins profonds que les premiers de 1 mètre ou de 1 mètre 20, et l'eau est cependant aujourd'hui au même niveau dans les deux : nouvelle démonstration que depuis dix ans les eaux se sont de plus de 1 mètre.

3me *Preuve*. — Veut-on examiner ce qui se passe pour l'exploitation du sable ? on trouve encore la confirmation de ce que j'ai avancé. Ainsi, derrière la tuilerie du sieur Basile, près l'hôpital, le banc de sable a une épaisseur de 1 mètre 50 environ ; il a été exploité sans aucune difficulté pendant quinze ou vingt ans ; mais aujourd'hui il ne peut plus l'être, parce qu'il est baigné jusqu'à sa superficie. A peine commence-t-on à le piquer, qu'on se trouve dans l'eau et forcé d'interrompre les travaux d'extraction ; d'où la conclusion évidente que le niveau des eaux n'est plus le même qu'autrefois, et qu'il s'est élevé de plus de 1 mètre. Ces détails me sont fournis par les ouvriers employés depuis 1820 ou 1822 à la tuilerie et à l'extraction du sable, chez le sieur Basile.

4me *Preuve.* — Veut-on de nouvelles preuves de cette vérité qui me paraît cependant clairement démontrée, mais qu'il est très-important de justifier matériellement, parce qu'elle est capitale pour le sujet que je traite? Aux environs des tuileries de Laguerre, du sieur Basile, etc., on a fait des emprunts de terre pour la fabrication de la tuile et de la brique ; on a enlevé pour cela toute la terre végétale et l'on ne s'est arrêté qu'au sable. Or, ces emprunts faits depuis un plus ou moins grand nombre d'années, n'étaient couverts d'eau que lors des inondations de la Garonne ou du ruisseau de Riac qui en est très-peu éloigné ; depuis trois ou quatre ans, au contraire, ils sont constamment couverts d'une nappe plus ou moins épaisse d'eau qui baisse dans les mois d'août, de septembre et d'octobre, sans disparaître complètement ; d'où de véritables marais avec leurs conséquences : les effluves marécageux et les fièvres intermittentes. Cette preuve est matérielle, facile à vérifier et décisive.

5me *Preuve.*— Ajoutons un cinquième fait à ceux que je viens de faire connaître : par suite de l'élévation du niveau des eaux de la plaine, les fours des tuileries construites depuis longtemps par les sieurs Laguerre, Basile et Bayne, se remplirent d'eau pour la première fois, en 1841 ou 1842. Cette circonstance obligea dès-lors les propriétaires de ces établissements à exhausser d'un mètre le sol de leurs fours, qui sans cela seraient aujourd'hui pleins d'eau.

6me *Preuve.* — Enfin, il y a peu d'années, M. le Préfet fit creuser un grand bassin dans le parc de la préfecture, certain d'avoir par ce moyen de l'eau à une hauteur connue d'avance. Le résultat confirma les prévisions. Il avait été ménagé, tout autour de ce petit lac, un chemin de ronde de 33 centimètres au-dessus du niveau de l'eau ; mais celle-ci, subissant le mouvement d'ascension remarqué dans toute la plaine, recouvre cette année ce chemin de ronde de 30 à 40 centimètres. Le niveau de l'eau s'est donc évidemment élevé.

De ce qui précède, il résulte :

1° Que l'élévation du niveau des eaux en amont d'Agen, entre les rochers et la Garonne, est désormais un fait acquis ;

2° Que cette élévation est postérieure à 1835 ;

3° Qu'elle est bien constatée depuis 1841 ou 1842 ;

4° Qu'elle est d'un mètre à un mètre 30 ;

5° Qu'elle continue à se produire, ce que certains habitants de la contrée expriment en disant : Si l'eau continue à monter, comme elle le fait depuis trois ou quatre ans, bientôt la plaine ne sera plus qu'un marais.

S'il est vrai, comme j'espère le démontrer, que l'élévation des eaux a produit l'épidémie que nous avons à combattre et augmenté le chiffre de la mortalité de notre population, il est certainement d'une haute importance de déterminer à quelles causes elle doit être attribuée, afin de trouver les moyens de faire cesser les fièvres intermittentes et d'en prévenir le retour. C'est ce que je vais essayer dans cette partie de ce mémoire.

CAUSES

DE L'ÉLÉVATION DU NIVEAU DES EAUX DE LA PLAINE.

Quelles sont les causes de l'élévation du niveau des eaux de la plaine en amont d'Agen ? La solution de cette question est très-importante et paraît difficile ; elle m'a beaucoup embarrassé, plusieurs explications s'étant présentées à mon esprit sans le satisfaire ; enfin, après y avoir mûrement réfléchi, je crois l'avoir trouvée.

L'eau qui alimente les puits de la plaine coule, avons-nous dit, à travers le banc de gravier, par conséquent au-dessus du tuf ; or, dans notre département, les bancs de terre végétale, de craie, de calcaire, de sable, de gravier, de tuf, etc., au lieu d'être parfaitement horizontaux, étant à quelques exceptions près généralement inclinés du nord au sud, il en résulte que l'eau suit la pente naturelle du banc de tuf, au-dessus duquel elle se trouve placée, et se porte des rochers à la Garonne.

Ce fait que la théorie indique était facile à démontrer par la simple observation, il y a quelques années encore, lorsque les berges de la rivière n'étaient pas comme aujourd'hui couvertes d'alluvions par suite des travaux d'endiguement ; on voyait alors sur la rive droite, au-dessus de l'étiage, (comme on le remarque encore devant le village de Boé), l'eau s'échapper en nappe, en gouttelettes ou sous forme de sources et se mêler à celle de la rivière, tandis que la même chose ne s'observait pas sur la rive gauche. L'eau, trouvant des issues faciles et multipliées, ne séjournait pas dans le banc de gravier ; elle avait un courant auquel rien ne s'opposait.

La nappe d'eau, coulant sous la plaine, peut être considérée comme une très-large rivière souterraine débouchant dans la Garonne; tout obstacle continu à son issue est une digue.

Que fût-il arrivé si, voulant retenir les eaux sous la plaine, on eût fait une digue parallèlement au cours de la Garonne? Il se serait produit exactement le même phénomène qui se manifeste toutes les fois qu'on arrête une eau courante ordinaire, savoir : l'élévation du niveau de l'eau en amont de l'obstacle opposé. L'eau venue incessamment sous la plaine d'où elle n'aurait pu sortir, serait par cela même successivement élevée du gravier aux couches supérieures.

Examinons maintenant si cette digue est une pure hypothèse de ma part, ou si, au contraire, elle n'existe pas réellement; et dans ce dernier cas, nous aurons trouvé l'explication toute simple et toute naturelle de l'élévation du niveau des eaux dans la plaine. Nous verrons cependant plus loin que d'autres causes, quoique moins puissantes, contribuent aussi à produire ce résultat.

§ Ier. — *Influence des travaux d'endiguement de la Garonne pour la production de l'élévation des eaux de la plaine.*

N'est-il pas vrai qu'avant les immenses travaux entrepris pour rétrécir le lit de la Garonne, en régulariser le cours et en améliorer la navigation, on voyait sur la berge droite les eaux souterraines de la plaine se déverser dans la rivière par-dessus le banc de tuf? N'est-il pas vrai qu'aujourd'hui il n'en est plus de même, et que la berge toute entière est couverte par les dépôts successifs de la Garonne, qui sont la conséquence des travaux d'endiguement? N'est-il pas vrai enfin que ces dépôts ont, suivant les points où on les examine, 10, 20 ou 30 mètres de largeur, sur 2, 3 ou 4 d'épaisseur ?

Si ces divers faits sont exacts (ce qui est incontestable), la question se simplifie beaucoup ; car il suffit, pour démontrer ce que j'avance, de prouver que ces atterrissements, dans les conditions où ils se trouvent, *ne se laissent pas facilement traverser par une nappe d'eau, et s'opposent ainsi à la sortie de celle de la plaine.*

Si je démontre que ces dépôts sont un obstacle plus ou moins complet à la sortie de l'eau souterraine, qu'ils gênent et ralentissent notablement celle-ci dans sa marche, l'alluvion récente de la Garonne devra être considérée comme une digue par rapport à l'eau de la plaine.

Or, la vase ne se laisse pas traverser par l'eau ; elle est même le meilleur moyen que l'on connaisse d'empêcher celle-ci de filtrer à travers les terrassements destinés à la retenir dans un bassin. Ainsi, si on fait dans un terrassement et parallèlement au bassin qu'il doit fermer, un fossé de 30 centimètres de largeur, et dont la profondeur varie suivant le point par lequel l'eau s'échappe, ce fossé, rempli de vase que l'on empêche de se dessécher trop rapidement, équivaut presque à un mur maçonné. J'ai vu mon père employer ce moyen, et toujours avec succès, pour un immense vivier dont les eaux sont retenues par des terrassements à 4 ou 5 mètres au-dessus des terrains environnants.

On voit, par ce que je viens de dire, que la vase est un corps imperméable ; je vais chercher à démontrer que le imon de notre rivière a la même propriété.

De 1818 à 1821, la Garonne s'étant portée vers la rive gauche, on creusa sans batardeaux, dans la portion du lit laissé à découvert, l'emplacement de trois piles du pont d'Agen. Les atterrissements de la rivière dans lesquels on avait fait ces excavations suffisaient, par conséquent, à retenir les eaux; ils étaient cependant mêlés de gravier, et, par cela même, dans des conditions bien moins favorables que l'alluvion de la berge actuelle, uniquement formée de limon.

Pour construire les piles du pont-canal qui baignent dans la Garonne, on fit des batardeaux avec l'alluvion ancienne et *récente*. Ces batardeaux n'avaient que deux mètres d'épaisseur, et retenaient parfaitement les eaux. Si les dépôts de la rivière ne se laissent pas traverser par un courant lorsqu'ils n'ont que deux mètres d'épaisseur, on comprend qu'ils ne sauraient perdre cette propriété quand ils présenteront une épaisseur dix ou quinze fois plus grande.

On a établi dans la Garonne, à une distance variable de ses bords, un clayonnage ou digue longitudinale, se reliant à la berge par de véritables digues transversales; on a circonscrit ainsi des rectangles destinés à recevoir le limon que l'eau de la rivière tient en suspension. Aussi, en quelques années, ces espaces ont-ils été comblés et la berge a-t-elle été agrandie; ce qui fait qu'actuellement 10, 20 ou 30 mètres d'alluvion sont interposés entre la rivière et l'eau qui tend à sortir de sous la plaine. Cette épaisseur est plus que suffisante pour retenir les eaux et s'opposer à leur cours.

Enfin, pour démontrer que l'alluvion de nouvelle formation ne se laisse pas facilement traverser par une nappe d'eau et s'oppose ainsi à la sortie de celle de la plaine, je constaterai un fait qui, à lui seul, prouve la vérité de ce que j'avance, et répond victorieusement à toutes les objections que l'on pourrait faire à cette proposition : c'est que, de l'hôpital d'Agen jusqu'à Pellicier, sur une étendue de 3,000 mètres, *on trouve, dans quinze ou vingt endroits différents, des eaux sorties de la plaine qui sont* STAGNAN-TES *entre l'ancienne berge et la nouvelle ; or, ces eaux sont* RETENUES *à deux ou trois mètres* AU-DESSUS *de celles de la Garonne, dont elles ne sont* SÉPARÉES *que par* L'ALLUVION *de nouvelle formation ; cette alluvion est donc* CAPABLE*, comme l'expérience le prouve,* DE RETENIR *les eaux.*

Ce fait est matériel et du ressort des yeux ; il est le résultat de l'expérience directe faite sur une grande échelle ; il me paraît sans réplique.

La supposition que je faisais plus haut d'une digue parallèle à la Garonne et perpendiculaire au cours de l'eau souterraine de la plaine, est donc une réalité. Les eaux qui arrivent sans cesse du côté des rochers étant retenues sur le bord de la rivière, doivent nécessairement s'élever. C'est aussi ce que j'ai signalé.

J'ai dit que les eaux souterraines, arrivant près de la rivière, rencontraient dans les atterrissements un obstacle à leur facile écoulement ; que de cette circonstance était résulté l'élévation de leur niveau de 1 mètre 30 environ. Je ne prétends pas que l'obstacle soit absolu, comme le serait un mur maçonné ; car s'il en était ainsi, la plaine tout entière serait un vaste marais. On voit de distance en distance des sources abondantes sortir entre l'ancienne berge et l'alluvion de nouvelle formation ; cette eau courante ne traverse pas les atterrissements nouveaux, mais sort avec assez de force pour avoir empêché leur formation en certains points. L'eau, qui autrefois serait sortie en suintements, en nappe ou en sources trop peu considérables pour empêcher les atterrissements de se faire, a été retenue dans la plaine, et a contribué à produire l'effet dont nous nous occupons, l'élévation de la nappe souterraine.

Nous avons vu que la nappe d'eau, qui régne à une certaine profondeur sous la plaine, s'échappe avec beaucoup plus de difficulté qu'autrefois; je vais démontrer maintenant qu'elle est bien plus abondante qu'il y a quelques années; j'examinerai pour cela l'influence directe ou indirecte du canal latéral et de quelques ruisseaux sur la production du phénomène que nous étudions.

§ II. — *Influence des travaux du canal latéral pour la production de l'élévation des eaux de la plaine.*

De Saint-Christophe à Agen, sur une étendue de 12,000 mètres, le plafond du canal est horizontal, les couches de terrain traversées sont, au contraire, plus élevées en certains points qu'en d'autres ; elles sont d'ailleurs d'une épaisseur variable suivant les lieux où on les examine. Dans plusieurs endroits on a creusé dans le sable et même dans le gravier, aussi l'eau s'est-elle échappée dès qu'on a voulu en remplir le canal ; elle a suivi le banc de gravier, et par cela même est venue s'ajouter à celle qui existe à une certaine profondeur sous la plaine.

Il en est de même de celle de certains ruisseaux, comme je vais le démontrer.

Plusieurs de ces ruisseaux traversent la plaine à peu près du nord au sud, et vont aboutir à la Garonne ; ils ont leur lit à un mètre, en général, au-dessous du sol dans un terrain peu perméable ; mais on a dû les creuser de deux ou trois mètres dans les points où ils rencontrent le canal latéral, pour les faire passer sous celui-ci ; en sorte que ces ruisseaux, qui n'ont qu'un mètre de profondeur dans toute la longueur de leur cours, en ont trois sous le canal. Pour leur donner ces trois mètres ou plus de profondeur et construire des aqueducs, il a fallu enlever la terre végétale et , dans plusieurs endroits , arriver au gravier. Aussi est-il advenu qu'au lieu de remonter à la hauteur dont elle était descendue , l'eau courante s'est perdue dans le banc de sable ou de gravier , et est venue à son tour augmenter celle que nous avons dit exister sous la plaine.

Les choses se passent ainsi des deux côtés du pont de la route de Cahors , pour le ruisseau venant de Charpeau et Lalande , secondement pour l'échampoir de la Salève. Les eaux descendues de Charpeau suivent le fossé de la route nº 10, jusqu'au quinconce de la Porte-du-Pin ; elles se dirigent de là vers le ruisseau de la Palme, dans lequel elles se jettent. Aucun changement n'a été apporté à cette direction qu'au pont de Cahors , où le fossé de la route est détourné à angle droit en amont, puis encore à angle droit pour passer perpendiculairement sous le canal latéral , troisièmement pour revenir à la route, enfin pour suivre cette dernière , ce qui fait quatre angles droits dans un espace de cent cinquante mètres. Cette circonstance, jointe au défaut de pente naturelle , rend la stagnation presque inévitable en ce point.

On a été obligé d'approfondir le fossé de deux mètres pour le faire passer sous le pont ou les ponceaux de Daunefort, et précisément en cet endroit la grave n'est qu'à un mètre cinquante au-dessous du sol. Le fossé est donc creusé et le pont fondé dans le banc de gravier ; aussi arrive-t-il que le ruisseau venant de Charpeau amène en septembre et octobre près d'un mètre cube d'eau par minute au pont de Daunefort , où elle se perd entièrement dans le gravier , s'ajoutant ainsi à celle qui existe normalement sous la plaine.

L'échampoir de la Salève est dans les mêmes conditions ; c'est-à-dire que le fossé destiné à recevoir ses eaux est creusé, et le pont qu'il traverse est fondé dans le banc de gravier; celui-ci absorbe, par conséquent, une plus ou moins grande partie des eaux venant de l'échampoir; nouvelle cause de la plus grande abondance, et, par suite, de l'élévation des eaux de la plaine.

Enfin, il arrive en certains endroits que l'eau, ainsi détournée de son cours ordinaire, après avoir suivi le gravier dans une étendue d'une centaine de mètres, remonte à la surface d'un sol qu'il tient constamment humide, et quelquefois sort sous forme de sources abondantes. Voilà l'explication rationelle du fait observé à Fiaris, chez M. de Jacobet. Cette métairie, située entre les routes de Toulouse et de Cahors, était saine autrefois et très habitable, les chambres et les étables n'étaient pas humides. Depuis un an ou deux, et cette année surtout, elles ne sont pas logeables; les étables sont tellement pleines de boue qui ne sèche pas, qu'on a été obligé d'en retirer le bétail pendant plusieurs mois; le sol des chambres est devenu si mou par suite de l'humidité, que les pieds des lits s'enfoncent dans la terre. Aussi les personnes forcées de rester dans cette habitation y sont-elles constamment malades depuis le commencement de l'été.

Les exemples de sources sortant dans les champs et faisant périr les moissons ont été observées à Coupat.

Le public ne veut pas de choses inexpliquées ; bonne ou mauvaise, il lui faut une explication dont il se contente, jusqu'à ce qu'on lui donne la véritable. L'homme de science seul sait rester dans le doute et attendre avant de se prononcer. Jusqu'à présent, on a attribué au canal latéral des effets qu'on n'observait pas avant son établissement; on a dit que l'eau qu'il contenait avait filtré à travers les terrassements et rendu humides tous les terrains environnants à une grande distance (ce qui est vrai pour quelques endroits seulement, tels que la métairie de Coupat, etc.) Les ingénieurs soutenaient une opinion opposée, et répondaient que plusieurs des choses dont on se plaignait avaient été observées avant qu'on eût introduit de l'eau dans le canal. Mais personne ne donnait la véritable explication de certains faits, tel que celui de Fiaris; on ne disait pas que, par suite des travaux destinés à faire passer sous le canal les eaux de quelques ruisseaux, celles-ci ne suivaient plus leur cours ordinaire et se perdaient au contraire dans le banc de gravier, d'où elles ne pouvaient sortir qu'avec une extrême difficulté pour se jeter dans la rivière; qu'ainsi l'eau s'était élevée en plusieurs points jusqu'au niveau du sol qu'il rendait toujours humide.

Le canal latéral a donc contribué de deux manières à augmenter la quantité d'eau filtrant naturellement à travers le banc de sable.

§ III. — *Influence des ruisseaux qui vont des coteaux à la Garonne pour la production de l'élévation du niveau des eaux de la plaine.*

Les ruisseaux traversant la plaine en amont de la ville d'Agen ont, en général une très faible pente; leurs eaux s'écoulent, en conséquence, très lentement, et deviennent stagnantes dès qu'elles trouvent quelque obstacle à leur cours. Ne pouvant pas continuer facilement leur marche, elles se perdent dans les terres et vont à travers les bancs de sable et de gravier s'ajouter à celles dont nous nous occupons.

Pour se rendre bien raison de ce qui se passe dans ces circonstances, il suffit de se rappeler qu'au-dessus du tuf et dans le gravier, il existe de l'eau courante que j'appelle-

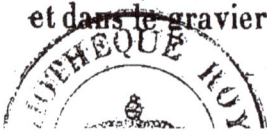

**

rai profonde pour la distinguer de celle des ruisseaux, qui peut être nommée superficielle par rapport à la première. L'une n'est qu'à deux, trois ou quatre mètres de l'autre, dont elle est séparée par de la terre végétale et du sable. L'eau du ruisseau ou superficielle, étant arrêtée ou gênée dans son cours, traverse la terre végétale et le sable et va se réunir à celle du banc de gravier. Je n'en citerai qu'un exemple.

Le ruisseau de l'Escayrac est formé par la réunion de celui de Riac et de celui de la Palme; ce dernier lui-même a trois branches : une venant de Charpeau et Lalande, une seconde descend du vallon de Casalet; enfin, la troisième sort du vallon de Sainte-Radegonde. Le ruisseau de Riac prend son origine à Pourret, par une source très-abondante, sortant de sous la maison de campagne de M. le docteur Fraichinet, en face de Notre-Dame-de-Bon-Encontre, entre la route de Toulouse et le canal latéral. Après s'être dirigé d'abord vers la Garonne, il coule parallèlement à la route de Layrac pour aller à la Route-Neuve se joindre à celui de la Palme. En été, il est plein depuis Pourret jusqu'à une petite distance du hameau de Riac; mais au-dessous il est à sec, parce qu'il est mal entretenu et trop peu profond.

Ses eaux, entre Pourret et Riac, sont en général au-dessus du niveau du sol qu'elles inonderaient, si elles n'étaient retenues par des digues en terre. Arrivant sans cesse, au moyen d'une source abondante et des pluies, et ne pouvant s'écouler naturellement par suite du mauvais entretien et du peu de profondeur du ruisseau, elles se perdent dans les terres environnantes et descendent jusqu'au gravier à travers la terre végétale et le sable, comme je le disais plus haut. Les inondations sont fréquentes et causent de grands préjudices aux propriétaires riverains. Les pièces de terre, souvent plus basses que le lit du ruisseau, ne peuvent se dessécher que lentement ; des prairies, des pièces labourables restent quelquefois plusieurs mois de suite couvertes d'eau et transformées en marais.

Par les faits que je viens de rapporter, on voit d'une manière évidente que ce ruisseau contribue puissamment à augmenter la quantité d'eau existant dans le banc de gravier, et par suite à en faire hausser le niveau, surtout depuis que son écoulement n'est plus facile, à cause des alluvions récentes des bords de la Garonne.

Ce que je dis du ruisseau venant de Pourret est applicable en partie à celui de la Palme, à celui de la Saléve et peut-être à celui de Riols. Tous les quatre étaient autrefois plus profonds qu'ils ne le sont aujourd'hui, et pouvaient par conséquent dessécher beaucoup mieux les terres qu'ils sillonnent ; mais avec le temps ils ont subi la loi commune aux cours d'eau ; ils se sont exhaussés par suite des dépôts successifs qui ont eu lieu. En voici un exemple pris de la Salève.

Il y a environ quarante ans, M. le baron Lomet, ingénieur en chef du département, voulant établir à la Porte-du-Pin un pont sur la Salève, rencontra une substruction qui n'était autre chose qu'un ancien pont par-dessous lequel la petite rivière avait passé autrefois, tandis qu'elle passait par-dessus à l'époque dont je parle. La Salève a donc été beaucoup plus profonde qu'elle ne l'est aujourd'hui, et a pu parfaitement recevoir les eaux des terrains environnants, ce qui n'est plus depuis longtemps possible, puisque son lit est plus élevé que les champs ou jardins voisins de près d'un mètre.

Enfin je dirai un mot à cette occasion de ce qu'on ob-

serve sur l'autre rive de la Garonne. Le Riou-Mort sépare
la commune du Passage de celle de Brax. Ce ruisseau,
comme son nom l'indique, n'amenant que très-lentement
ses eaux à la rivière, a laissé successivement déposer
beaucoup de sable au fond de son lit qui est aujourd'hui
plus élevé que les terrains environnants de près d'un mètre. Les eaux des pluies et celles qui proviennent des débordements fréquents du Riou-Mort ne pouvant s'écouler,
séjournent dans les terres et croupissent dans des fossés
sans issues. A Vigneau, chez M. Laboulbenne, les trous
que l'on fait pour y planter des arbres se remplissent
d'eau presque immédiatement. De ce défaut d'écoulement
des eaux, il résulte en automne des émanations qui produisent des fièvres intermittentes.

CONSÉQUENCES HYGIÉNIQUES

DE L'ÉLÉVATION DES EAUX DE LA PLAINE.

Après avoir fait connaître les diverses causes de l'élévation des eaux de la plaine, essayons d'en apprécier les
conséquences matérielles et hygiéniques.

Dix tuileries existent dans la partie de la plaine dont
nous nous occupons, savoir : Une à la Porte-du-Pin,
une contre la route Neuve, une troisième à Malcomte,
une au bout du Pont, quatre entre le Pont et la Demi-
Lune, enfin deux à Lespinasse, sur le bord de la rivière.
Tous ces établissements font leurs emprunts de terre pour
la fabrication de la brique et de la tuile, entre la Garonne
et la route de Toulouse, ou plutôt entre la rivière et le
ruisseau de la Palme.

Ces emprunts de terre se faisant ainsi probablement depuis plusieurs siècles , il en est résulté dans divers endroits des enfoncements ou dépressions de terrain que l'on a cultivés avec succès jusqu'en 1841 ou 1842; mais depuis que le niveau des eaux de la plaine s'est élevé de plus d'un mètre , certains de ces enfoncements sont couverts d'eau durant une grande partie de l'année et se dessèchent en totalité ou en partie en automne ; or , les marais ne sont pas autre chose que cela , c'est-à-dire, des terrains d'étendue variable , couverts d'une couche d'eau peu épaisse pendant une grande partie de l'année et se desséchant en totalité ou en partie en automne ; dans lesquels se développent en très-grande quantité des plantes marécageuses , des insectes et des animaux qui meurent et se putrifient sous l'influence des grandes chaleurs : des foyers en un mot d'où se dégagent des miasmes produisant des fièvres intermittentes de mauvaise nature , ordinairement rebelles, entraînant quelquefois la mort. Nous avons eu cette année , à Agen , de nombreux exemples de cette triste vérité.

Les terrains marécageux dont nous nous occupons se remarquent le long du ruisseau de Riac , derrière la tuilerie de Laguerre, derrière celle de Basile , dans la prairie où l'on abat les chevaux , à la pépinière de Clerc jeune , près la route Neuve , etc. ; enfin , entre la Préfecture , Malcomte et la route Neuve. En hiver et au printemps , l'eau couvre dans chacun de ces points une superficie d'un à deux hectares. J'omets de parler des nombreux fossés dans lesquels des eaux sales et fétides croupissent par la même cause dans toutes les saisons de l'année.

Avant d'aller plus loin , je dois signaler un *fait capital* pour la question qui nous occupe , et *qui doit porter la* conviction *dans les esprits , parce qu'il est matériel et parfaitement constaté :* c'est que *la fièvre intermittente a offert son maximum de fréquence et d'intensité précisément dans la contrée que je viens d'indiquer, c'est-à-dire, à la route Neuve , vers l'Hôpital et la Capelette ;* qu'elle s'y est montrée plus que dans tout le reste de la commune, tenace, très souvent rebelle au sulfate de quinine et au quinquina ; et que si elle était momentanément diminuée ou arrêtée par les remèdes employés , elle se reproduisait presque aussitôt avec une opiniâtreté et une persévérance extraordinaires ; de telle sorte qu'un gramme de sulfate de quinine en potion ou pilules , ou l'équivalent en quinquina , aidé d'autres moyens appropriés, le tout administré pendant 4 , 6 ou 8 jours de suite , parvenaient à peine dans certains cas à modifier les accès et bien moins à les faire cesser. Plusieurs malades , après un ou deux mois d'un traitement énergique et bien entendu , avaient des accès tout aussi forts qu'avant d'avoir pris aucun remède , et n'ont pu être guéris qu'en allant à quelques lieues d'Agen respirer pendant quarante ou cinquante jours un air plus pur et plus salubre que celui de la route Neuve ou des environs de l'Hôpital.

Le fait parfaitement constaté, je le répète, du maximum de fréquence et d'intensité de la fièvre intermittente, dans le voisinage précisément des marais que je signalais plus haut, est une preuve irrécusable de l'influence que ces marais exercent pour la production de l'épidémie que nous avons à combattre.

Dans notre département , le Canal latéral lui-même est encore un véritable marais dans une grande partie de son parcours.

Nous sommes entourés de marais , devons-nous être

étonnés si nous avons les maladies que les marais engendrent ?

Les terrains couverts d'eau à certaines époques de l'année ne sont pas les seuls qui produisent des émanations malfaisantes. Les couches de terre, autrefois habituellement sèches et macérant aujourd'hui dans l'eau par suite de l'élévation de celle-ci, éprouvent des changements, des décompositions donnant lieu à des exhalaisons dangereuses. La peste paraît en Egypte quand le Nil débordé rentre dans son lit.

L'élévation du niveau des eaux de la plaine a donc pour conséquences les marais, les miasmes marécageux, les émanations morbifiques, la fièvre intermittente (qui fait le sujet de ce Mémoire.) L'épidémie que nous avons à subir *n'est pas une affection passagère* qui se montre à nous pour disparaître bientôt et ne plus revenir ; *c'est au contraire une épidémie devenue* ENDÉMIQUE, c'est-à-dire *une maladie produite par des causes* LOCALES, PERSISTANTES, PARTICULIÈRES A NOTRE CONTRÉE, *et devant désormais y régner à des époques fixes ;* différant en cela des maladies épidémiques générales qui exercent *momentanément* leurs ravages et sont dues à des causes *générales et fortuites* dont l'action sur les populations est *passagère.*

CAUSES

QUI CONTRIBUENT A RENDRE L'ÉPIDÉMIE GRAVE.

Sous les titres de *Marais,* de *Canal-Latéral* et d'*Equarrissage,* j'examinerai dans ce chapitre : 1º les conditions particulières dans lesquelles les marais d'Agen se trouvent placés ; 2° les grands mouvements de terre nécessités par l'ouverture du canal latéral ; 3° l'établissement de l'équarrissage.

1° *Marais.* — Les effluves marécageux sont d'autant plus nuisibles qu'ils s'élèvent d'un lieu dans lequel la putréfaction des plantes, des insectes et des animaux est plus active ; aussi le voisinage d'un marais est-il peu à craindre en hiver, tandis qu'il devient de plus en plus dangereux à mesure qu'on se rapproche des mois d'août, de septembre et d'octobre, c'est-à-dire, de la saison la plus favorable au développement de la putréfaction.

La plaine en amont d'Agen est abritée du vent de nord par la chaîne de coteaux très-élevés qui l'enveloppent presqu'en forme de fer à cheval ; ces coteaux par leur exposition au midi, leur élévation et leur disposition en demi-cercle, réfléchissent et concentrent dans la plaine qui est à leurs pieds une très-grande quantité de rayons solaires, auxquels viennent s'ajouter ceux qui proviennent de la réverbération d'un large fleuve. L'évaporation des eaux stagnantes et marécageuses, la putréfaction rapide et complète des produits végétaux et animaux contenus dans ces marais, en est la conséquence.

On voit que les marais dont nous sommes entourés sont surtout dangereux par les conditions dans lesquelles ils se trouvent placés, et que d'autres beaucoup plus étendus, mais autrement situés, sont loin d'être aussi nuisibles, *leur danger n'étant pas en raison des dimensions mais bien en raison de l'activité de la putréfaction et du dégagement des miasmes.*

M. Cassan a vu aux Antilles des marais entourés de bois touffus, qui interceptaient le contact des rayons solaires avec l'eau stagnante, avoir peu d'influence sur la santé des habitants; mais on abattit les bois, et aussitôt une épidémie pernicieuse causa les plus grands ravages. Ce fait vient à l'appui de ce que j'ai avancé.

M. le docteur Villermé dit « que les épidémies de fièvres d'accès (intermittentes) dans les cantons marécageux sont produites, du moins chez nous, beaucoup plus par le dessèchement ou le presque dessèchement des marais que par les variations ou conditions météorologiques propres aux mois d'août, de septembre ou d'octobre; car le règne épidémique des fièvres dont il s'agit avance ou retarde comme le dessèchement, de sorte qu'il y a des cantons où ces maladies ne font que commencer et d'autres où elles cessent déjà, quand elles s'offrent ailleurs avec toute leur force. »

Plus loin examinant l'influence des épidémies sur le mouvement de la population, le même auteur ajoute : « Lorsque les épidémies se reproduisent chaque année ou presque chaque année, comme cela se voit au voisinage des rivières et de beaucoup de marais, en un mot dans tous les cantons essentiellement insalubres, le *renouvellement* des générations est *plus rapide*, la *vie moyenne* des hommes est *plus courte*, il y en a *moins* qui atteignent *l'âge adulte* et *surtout la vieillesse*. »

De ce que M. le docteur Villermé reconnaît que les fièvres d'accès sont produites par le dessèchement des marais, il ne faudrait pas croire qu'il conclut à la conservation de ceux-ci; il conclut au contraire à les faire complétement disparaître; et cela doit être, car leur dessèchement plus ou moins complet est produit tous les ans en automne, il est périodique, et occasionne en conséquence périodiquement les mêmes maladies, tandis qu'un dessèchemènt complet et définitif, supprimant la cause de l'épidémie, en ferait aussi disparaître les effets.

Les fièvres intermittentes s'observent d'une manière *endémique* près des marécages que la Somme forme dans son cours ; dans la Sologne, pays éminemment marécageux ; près du Doubs, vaste marais entrecoupé de terrains vagues et de forêts ; dans le département de l'Ain « où les hommes sont décrépits à l'âge de trente ans, » dit l'auteur de la statistique locale ; vers l'embouchure de l'Escaut, à Flessingue ; dans les pays marécageux de la Hongrie, de la Hollande, de la Zélande, etc.

Près des marais Pontins se développent en très grand nombre des fièvres intermittentes revêtant le caractère pernicieux ; ces fièvres atteignent presque indistinctement tous les habitants des environs ; les voyageurs même obligés de traverser la contrée n'en sont pas exempts.

Dans ces divers pays si éloignés les uns des autres, si différents par leurs positions géographiques, par leurs climats, par leurs configurations, etc , une même maladie se développe tous les ans à la même saison, parce qu'ils sont les uns et les autres soumis à une même influence, celle des miasmes marécageux. Cette condition suffit à elle seule pour produire, dans tous les points où elle se rencontre, les mêmes effets : les fièvres intermittentes ; et celles-ci sont plus ou moins graves ou pernicieuses, suivant que les marais qui les engendrent sont dans des conditions plus ou moins favorables au développement de la putréfaction. C'est ainsi que les marais Pontins, se desséchant sous le soleil ardent de l'Italie, font naître des fièvres intermittentes du plus mauvais caractère.

Une chose analogue se remarque (à cause de leur exposition et de leur configuration) pour les environs d'Agen,

où la maladie qui nous occupe se montre plus grave que
dans plusieurs autres points de notre département, qui
sont cependant, comme notre ville, environnés de marais.

J'ai dit que le dégagement des miasmes marécageux, le nombre des personnes atteintes de la fièvre intermittente et la gravité des accès étaient en raison
de l'activité de la putréfaction des produits végétaux
et animaux contenus dans les marais ; je dois ajouter un
fait confirmatif de ces vérités qui s'est reproduit plusieurs
fois cette année à Agen : c'est que l'épidémie a *notablement perdu de son intensité* toutes les fois que des pluies
abondantes tombées pendant plusieurs jours sont venues
changer momentanément les conditions météorologiques,
et qu'une température élevée rendait bientôt aux fièvres
leur fréquence et leur gravité première.

Les effluves marécageux ont certainement pour effet le
plus *connu* et le plus *ordinaire* les fièvres intermittentes ;
mais d'autres maladies très *graves*, quelques-unes *mortel-
les, naissent aussi sous leur influence délétère.* Je me bor-
nerai à citer celles de la poitrine si communes aux environs des marais Pontins. J'ai été à même d'observer cette
année à Agen un assez grand nombre de phthisies pulmo-
naires qui se sont développées et ont marché avec une
rapidité extraordinaire sous l'influence de notre constitution médicale.

Enfin, pour prouver combien les fièvres intermittentes
endémiques altèrent profondément la santé des personnes
qui en sont quelquefois atteintes, je citerai le résultat de
très-nombreuses observations faites à nos portes par les
vieux praticiens de notre ville. Avant 1810 de vastes marais existaient près de Brax et décimaient la contrée ; six,
huit ou dix ans d'habitation dans les environs suffisaient

pour détériorer complétement la constitution des individus et très-souvent pour amener la mort : ce que je n'ai pas de peine à comprendre, si je le rapproche des faits analogues que les médecins d'Agen ont pu observer cette année. Enlever la fièvre et l'empêcher de reparaître n'a pas toujours suffi pour guérir les malades ; souvent la convalescence a été longue et difficile, les forces épuisées ne revenant pas, la décoloration et la maigreur restant les mêmes, la médication la mieux entendue étant impuissante à faire reparaître l'appétit, etc. Evidemment dans les pays où les fièvres d'accès ne sont pas endémiques on n'observe pas les mêmes phénomènes ; et dès que le sulfate de quinine convenablement administré a produit ses effets ordinaires, la convalescence est rapide, les forces, la coloration de la peau, l'appétit, l'embonpoint reparaissent promptement.

2° *Canal latéral.* — Les mouvements de terre nécessaires pour ouvrir un canal occasionnent beaucoup de maladies, ils rendent surtout bien plus graves celles qui existent ordinairement dans une contrée ; ainsi les tranchées profondes qu'il fallut faire dans le sol lorsqu'on creusa le canal du Midi produisirent de Toulouse à Cette une épidémie très meurtrière. La même chose a été observée en 1809 et 1810 pour le canal de l'Ourcq ; la commune et le village de Pantin près Paris furent décimés. Je pourrais citer le canal de Saint-Quentin et une infinité de faits analogues.

Aux exemples nombreux que nous connaissions est venu s'ajouter celui de l'ouverture du Canal latéral à la Garonne. Nous avons eu à subir les conséquences malheureuses et souvent funestes qu'amènent presque infailliblement les grands mouvements de terres ; les malades ont été plus nombreux, leurs maladies se sont montrées plus graves qu'autrefois, la mortalité s'est notablement accrue. Mais je ne me suis pas proposé de traiter dans ce mémoire de l'influence du Canal latéral sur la santé publique de notre département, j'ai dû signaler seulement que l'épidémie de fièvre intermittente, comme les autres maladies qui règnent actuellement dans notre pays, doit en partie sa gravité à ces travaux.

3° *Equarrissage.* — Enfin je signalerai en passant l'existence d'une dernière cause qui contribue puissamment à augmenter la gravité des maladies en général, et en particulier de l'épidémie qui nous occupe ; je veux parler de l'établissement de l'équarrissage.

Cet établissement est situé dans la plaine, en amont d'Agen, à 3 ou 400 mètres de cette ville, dans une grande prairie, plus basse que le ruisseau de Riac qui la borde, submergée en grande partie en hiver, et incomplétement desséchée en automne. Un mur de clôture de deux à trois mètres de hauteur, circonscrivant un espace carré, compose toute la construction.

Dans cette espèce de cour exposée à la pluie, aux ardeurs du soleil de l'été comme à tous les vents, on traîne tous les animaux, tels que les chevaux, les chiens, etc., morts dans la ville ou les environs d'Agen. On les soumet ainsi à l'intempérie des saisons jusqu'à ce qu'avec le temps la putréfaction ait détruit leurs chairs et mis leurs os à nu.

La spéculation de l'équarrisseur est fondée sur la vente des os de tous les animaux portés à son établissement, ainsi que sur celle de la graisse qu'il retire des chevaux les plus gras qu'il prend soin de faire fondre dans une immense chaudière.

De toutes les causes générales de maladies, celle des corps en putréfaction est certainement une des plus dangereuses et des plus meurtrières. Aussi, dans tous les temps et chez tous les peuples, les jours qui suivaient les batailles étaient-ils en général consacrés à l'enterrement des morts. Les religions avaient érigé en devoir ce précepte hygiénique. Que d'exemples ne pourrait-on pas rapporter d'épidémies ou de maladies funestes, nées de l'oubli de cette précaution! Tous les jours les médecins sont appelés à statuer si dans tel cas particulier il n'y a pas urgence à inhumer un mort sans attendre les vingt-quatre heures prescrites par la loi; et les motifs que nous faisons valoir dans ces circonstances sont toujours les dangers de la putréfaction.

Dans l'établissement de l'équarrissage, sans que la loi l'ordonne, sans que la prudence le réclame, contrairement aux règles les plus simples de l'hygiène, et seulement dans un but de spéculation, on laisse les animaux sans les enterrer, exposés en plein air, à l'humidité comme au grand soleil, jusqu'à ce que toutes leurs chairs soient tombées en putrilage et que les vents aient porté au loin et fait respirer à la population ces émanations pestilentielles. Il n'est pas nécessaire d'être médecin pour comprendre tout le danger d'un pareil voisinage.

Les miasmes marécageux dont nous nous occupons dans ce Mémoire, n'exercent pas leur action morbifique seulement dans les environs de notre cité; rendus réellement dangereux par les conditions topographiques des marais qui les produisent, par les mouvements considérables de terres nécessités par l'ouverture du Canal latéral, par les exhalaisons putrides provenant de l'établissement de l'équarrissage, ils sont portés à plusieurs lieues de distance par les vents remontant les vallées et les affluents de la Garonne ; ils font sentir ainsi dans un immense rayon leur redoutable influence.

MOYENS DE FAIRE CESSER L'ÉPIDÉMIE

ET D'EN PRÉVENIR DE RETOUR.

Il ne suffit pas pour le médecin hygiéniste d'avoir constaté dans un lieu déterminé l'existence de telle ou telle maladie endémique, d'en avoir apprécié la fréquence et le danger, d'avoir découvert et fait connaître les causes qui la produisent et celles auxquelles elle doit sa gravité ; pour remplir complètement sa mission, il doit indiquer les moyens de faire cesser le mal et de l'empêcher de se reproduire. S'il parvient à démontrer que ces moyens existent, qu'ils sont à notre disposition et faciles à employer, il aura fait mieux que combattre l'épidémie, il en aura prévenu le retour.

Si nous voulons atteindre ce but si important pour notre pays, il est certain qu'il ne faut pas rester dans le *statu quo*, puisque la maladie devient tous les ans plus fréquente, plus rebelle et plus dangereuse. Mais que faut-il faire ?... Tel est le problème à résoudre.

Avec les données qui précèdent, la solution est facile à trouver ; en effet, rappelons-nous que nous connaissons la cause qui produit et entretient l'épidémie endémique ; que cette cause n'est autre que les marais, dûs eux-mêmes à l'élévation du niveau des eaux de la plaine. Il est évident que si nous baissons ce niveau, nous supprimons les marais, et par suite les miasmes qui produisent la fièvre intermittente. Cet aphorisme d'Hippocrate, si connu même des personnes qui n'ont pas étudié la médecine : *sublatâ causâ, tollitur effectus,* trouve ici son application de la manière la plus absolue; en détruisant la cause, nous empêcherons par cela même les effets.

Toute la question se réduit donc à faire baisser le niveau des eaux de la plaine. Voyons par quels moyens on peut y parvenir.

Ces eaux se sont élevées, avons-nous dit, parce qu'elles ont rencontré, dans les alluvions récentes de la Garonne, dûes aux travaux d'endiguement, un obstacle à leur libre cours; elles redescendront à leur ancien niveau, si nous leur procurons un écoulement facile. Pour cela, il faut approfondir suffisamment le ruisseau qui partant de Pourret passe à Riac, et va à la route Neuve contribuer à former celui de l'Escayrac.

En effet, si les eaux souterraines dont nous parlons, qui se portent à travers le banc de gravier des rochers à la Garonne, où elles rencontrent un obstacle qui les oblige à refluer et par suite à s'élever; si, dis-je, ces eaux, chemin faisant, avaient trouvé pour les recevoir un ruisseau suffisamment profond (par exemple celui d e Riac qui est parallèle à la rivière), elles se seraient écoulées facilement, elles n'auraient eu par conséquent ni à refluer, ni par suite à s'élever, et les marais que nous observons aujourd'hui ne se fussent pas manifestés.

Ainsi, avec un ruisseau parallèle à la Garonne (celui de Riac), dont le lit serait creusé jusqu'au banc de gravier, c'est-à-dire, de quatre mètres au-dessous du sol, les eaux qui coulent dans le gravier et celles qui baignent le banc de sable, seront portées sans obstacle à la rivière ; par conséquent, leur niveau actuel baissera, les marais se dessécheront d'une manière définitive et non périodique, les effluves marécageux cesseront de se dégager, et les fièvres intermittentes, n'ayant plus de cause productrice, disparaîtront.

C'est par un ruisseau artificiel et profond qu'on a fait écouler, en 1810, les eaux stagnantes dont la plaine de Brax était habituellement recouverte, et qu'on est parvenu à dessécher des marais qui, pendant des siècles, ont exercé une si funeste influence sur toute cette contrée. Le même moyen, employé pour la plaine d'Agen, amènera les mêmes résultats.

Entre Brax et le Passage, on dessécherait et assainirait la plaine en baissant de deux ou trois mètres le lit du Riou-Mort, aujourd'hui plus élevé que les terrains environnants de 50 centimètres à un mètre. Cette opération me paraît surtout nécessaire, depuis le point où le Riou-Mort entre dans la basse plaine, jusqu'à celui où il rencontre le canal de desséchement de l'ancien marais de Brax. Le Riou-Mort approfondi pourrait déverser ses eaux dans ce canal.

Les marais que j'ai signalés dans le Canal latéral disparaîtront avec l'achèvement de celui-ci.

Enfin, l'établissement de l'équarrissage, que nous savons être une des causes de la gravité des maladies de notre pays, est mal situé et fondé sur un système vicieux et très-dangereux : celui d'obtenir les os des animaux au moyen de la putréfaction en plein air. Je n'ai pas à traiter ici cette question, cependant je ne peux m'empêcher de dire que cet établissement devrait subir une réforme radicale dans l'intérêt de la santé publique.

★★★

Pour bien apprécier le mal occasionné dans un pays par une cause de maladie, il ne faut pas seulement noter de combien le chiffre de la mortalité s'est accru sous son influence, il est indispensable en même temps de tenir compte de la gravité et de la durée de l'affection, c'est-à-dire, du temps pendant lequel les malades ont été hors d'état de vaquer à leurs occupations. Ceux qui sont morts et ceux qui ont perdu un de leurs parents, ne sont pas les seuls à plaindre; l'ouvrier, vivant de son travail, n'ayant d'autres ressources que ses bras pour nourrir sa famille, est certainement digne d'intérêt et de commisération, alors qu'il a été retenu dans son lit par une longue et cruelle maladie, qu'il a été par elle mis dans l'impossibilité de travailler et de gagner dans la belle saison de quoi se procurer, pendant les rigueurs de l'hiver, les objets de première nécessité.

Ainsi que la sœur de charité, le médecin visite le pauvre et connaît l'étendue de ses besoins; il voit combien la misère fait endurer de privations et de souffrances; il est mieux à même qu'un autre, par sa profession et ses rapports journaliers avec la classe indigente, de savoir et de faire connaître qu'après une épidémie comme celle que nous subissons, la situation déjà si fâcheuse du pauvre est bientôt aggravée par la maladie; car, plus qu'on ne le croit en général dans le monde, la maladie est la compagne trop fidèle de la misère, comme si un mal ne pouvait marcher seul et en entraînait nécessairement quelque autre à sa suite.

L'épidémie de fièvre intermittente a donc pour conséquences la mort des uns et l'indigence des autres; l'indigence, à son tour, enfantera des maladies. La belle saison, que chacun de nous voit arriver avec tant de plaisir, ne se montrera plus désormais aux habitants d'Agen qu'avec une escorte terrible de fièvres intermittentes, graves, tenaces, persistantes, souvent meurtrières, allant frapper à la porte de toutes les classes de la société, et transformant ainsi la saison que l'on appelle belle en un temps de souffrance, de deuil ou de misère.

En présence d'une situation aussi grave, quand il suffit, pour prévenir tant de maux, de quelques légers sacrifices pécuniaires, est-il permis d'hésiter? Est-il un argent plus utilement employé que celui qui doit arracher une population à la mort ou à la misère? La dépense à faire dût-elle être grande, il serait inhumain de différer : à plus forte raison lorsqu'avec une somme peu considérable on peut atteindre un but aussi important que celui d'empêcher le retour de l'épidémie.

Agen, le 1er novembre 1845.

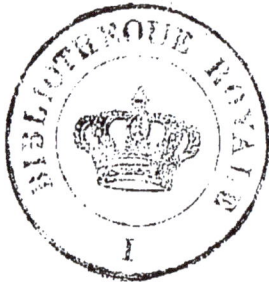

J. DE LAFFORE.

www.ingramcontent.com/pod-product-compliance
Lightning Source LLC
Chambersburg PA
CBHW060443210326
41520CB00015B/3825